OPINION

SUR

LA CLINIQUE

CHIRURGICALE,

PAR

LE DOCTEUR ALEXANDRE THIERRY FILS,

Ancien aide d'Anatomie de la Faculté de Médecine de Paris, professeur particulier de Chirurgie et de Médecine opératoire.

A PARIS,

CHEZ J.-B. BAILLIÈRE,

LIBRAIRE DE L'ACADÉMIE ROYALE DE MÉDECINE,

RUE DE L'ÉCOLE DE MÉDECINE, N. 13 *bis*.

A LONDRES, même maison, 219, Regent-Street.

1836.

OPINION
SUR LA CLINIQUE
CHIRURGICALE.

OUVRAGE DU MÊME AUTEUR:

DE LA TORSION DES ARTÈRES.

Paris, 1829, in-8, fig.

IMPRIMÉ CHEZ PAUL RENOUARD, RUE GARANCIÈRE, N. 5.

OPINION

SUR LA

CLINIQUE CHIRURGICALE;

PAR

LE DOCTEUR ALEXANDRE THIERRY FILS,

Ancien aide d'Anatomie de la Faculté de Médecine de Paris, professeur particulier de Chirurgie et de Médecine opératoire.

A PARIS,

CHEZ J.-B. BAILLIÈRE,

LIBRAIRE DE L'ACADÉMIE ROYALE DE MÉDECINE,

RUE DE L'ÉCOLE DE MÉDECINE, N. 13 *bis.*

A LONDRES, même maison, 219, Regent-Street.

1836.

AVANT-PROPOS.

Je me proposais de concourir pour une des chaires de clinique chirurgicale vacante à la Faculté de médecine de Paris; mais des circonstances indépendantes de ma volonté se sont opposées à ce que je pusse entrer dans la lice; aussi, me suis-je décidé à rendre publiques mes idées sur la chirurgie pratique, pour qu'on pût juger les principes que j'aurais défendus dans les différentes épreuves d'un concours. Cette publication sera suivie de celles de plusieurs mémoires et de nombreuses observations, que j'ai été à même de recueillir.

OPINION

SUR LA

CLINIQUE CHIRURGICALE.

Hippocrate, Celse et Galien ont traité dans leurs livres de la médecine et de la chirurgie; mais l'époque à laquelle ils ont écrit est trop éloignée de nous pour que nous puissions nous rendre compte de la manière dont ils enseignaient la pratique journalière de leur art, c'est-à-dire ce qui est en dehors des livres, ce que la science écrite n'apprend pas, enfin ce que les élèves viennent chercher dans les cours de clinique médicale et chirurgicale, le moyen, au lit du malade, de reconnaître et de soigner les affections médicales et chirurgicales. L'histoire nous apprend que ces grands hommes n'établissaient pas de différence dans l'exercice de la profession de médecin et de chirurgien; qu'ils avaient des élèves qui les accompagnaiént presque toujours, qu'ils conduisaient visiter leurs malades auxquels ils en confiaient le soin, et sur lesquels ils exerçaient un salutaire patronage.

Cependant nous trouvons dans ces auteurs que certaines opérations étaient pratiquées exclusivement par des familles dont elles étaient le patrimoine et l'héritage. Pendant la longue période que l'on rencontre entre la décadence de l'empire romain et la renaissance, l'art, excepté chez les Arabes, n'avait pour ressource que la tradition orale. La pratique des sciences et des arts, si long-temps entre les mains du clergé catholique, devait en ressentir une influence remarquable: l'Eglise décida en concile qu'elle avait horreur du sang; elle accepta le médecin et rejeta le chirurgien. De là cette distinction établie dans la pratique entre le médecin et le chirurgien, distinction qui, après des siècles, existe encore, et il ne fallut rien moins que le mouvement social de 1789 pour réunir dans la même école les médecins et les chirurgiens. Dans les temps modernes nous voyons encore l'antique patronage exercé : Ambroise Paré nous le rappelle; nous le voyons devisant avec ses confrères et ses élèves, inspirant à ses malades une confiance sans bornes. Metz, assiégée, le reçoit dans ses murs, et sa présence relève le courage des soldats. Charles IX respecte la vie du protestant et le conserve à l'humanité. L'enseignement chirurgical était déjà florissant en France sous le point de vue pratique, que le reste de l'Europe, à l'exception de quelques parties de l'Italie et de l'Angleterre était livré aux mains des barbiers. La défense, imposée par l'autorité de l'Eglise, contribua à ce résultat : cependant Franco et Covillard enrichissaient la science de vérités nouvelles; si l'on fait entrer en ligne de compte, combien peu ils avaient de ressources, on s'étonnera de voir comment ces maîtres, abandonnés à une pratique particulière, ont pu produire des observations aussi importantes.

Ce serait une injustice que de ne pas citer à côté de ces hommes célèbres de notre patrie, peut-être sur le même rang, Ferri, Hunter, Fabrice de Hildan, Chéselden, qui bien que n'appartenant pas à la France n'en ont pas moins été pour leur temps de très grands chirurgiens.

Il est vrai que G. Mareschal et Lapeyronie, et surtout Jean-Louis Petit ont assuré pour longtemps l'ascendant de la chirurgie française. Ces hommes ont encore exercé en France *un salutaire patronage;* autour d'eux venaient se grouper de nombreux élèves : leurs leçons étaient plutôt des conversations fructueuses et savantes que de longs discours sur un sujet scientifique; ils avaient conservé la forme antique qui était de discuter.

Versé dans les études anatomiques, Jean-Louis Petit appliqua une sagacité profonde et un tact délicat à une science pour laquelle il était passionné. Son nom se joint au souvenir de ces admirables mémoires de l'Académie royale de chirurgie, de ce monument élevé par une réunion d'hommes savans et consciencieux, qui ont abordé les points les plus difficiles de la pratique chirurgicale avec tant de candeur et de talent, et dont les membres les plus distingués savaient avouer leurs erreurs et servir ainsi la science par les fautes même qu'ils avaient commises; car si les succès sont utiles à la réputation des hommes, leurs fautes servent bien plus encore aux progrès de la science. La science, enseignée par les hommes sortis de cette illustre école, a ce caractère qu'elle raisonne, qu'elle recherche les indications avant d'agir, et qu'elle ne se décide à opérer qu'après un mûr examen. Il ne s'agit pas ici des opérations urgentes, sanctionnées par l'expérience des temps, mais je veux parler de ces opérations insolites et hasardeuses, que même le succès ne justifie pas toujours. De notre temps nous voyons trop souvent dédaigner les anciennes et les bonnes traditions, opérer *quand même:* puis, non content d'être hardi, on devient trop téméraire. On est satisfait, quand on peut pratiquer une opération qui n'a jamais été faite. Loin de moi la pensée de réduire l'exercice de la chirurgie à une aveugle routine! Je ne suis pas un de ces esprits qui prétendent qu'il n'y a rien de nouveau qui appartienne à notre temps. Je ne soutiendrai pas que toutes les découvertes de nos jours se retrouvent dans les anciens auteurs, et que l'esprit humain, roulant toujours dans le même cercle, ne sort jamais de son orbite.

Pourquoi tirer de la mauvaise foi de quelques hommes un argument contre la science? N'est-il pas démontré d'ailleurs que la lithotritie et le cathétérisme, dont on trouve le germe chez les anciens, peuvent n'avoir été chez eux qu'un simple aperçu sans corollaire, sans application, tandis que ces mêmes idées sont devenues, quelques siècles plus tard, dans des têtes nouvelles, des pensées fécondes et pleines de résultats?

Bien que la chirurgie diffère dans son exercice de la médecine proprement dite, il résulte cependant que ceux qui exercent l'art de guérir, en sortant de nos écoles, ont un avantage réel : c'est que la base de leur instruction est plus large, et que livrés à eux-mêmes, les docteurs reçus dans nos Facultés peuvent exercer la médecine et la chirurgie. C'est surtout loin des grandes villes qu'ils rendront d'éminens services en pratiquant les opérations chirurgicales qui ne demandent aucun retard. Mais malheureusement des données superficielles exigées dans l'enseignement de nos Facultés de médecine, sur beaucoup de sciences accessoires s'opposent à ce que les élèves puissent réaliser une instruction pratique profonde.

Que par des épreuves difficiles, on s'assure avant l'inscription des élèves en médecine, de leur capacité scientifique, rien de mieux ; mais une fois étudians en médecine, qu'ils étudient spécialement la médecine et la chirurgie, et qu'ils n'empruntent aux autres sciences que ce qui peut servir à l'art de guérir.

La réunion des deux enseignemens offre encore des avantages incontestables sous le rapport de leur progrès mutuel. Si la thérapeutique médicale a rendu de grands services à la thérapeutique chirurgicale, la chirurgie de son côté a plus d'une fois éclairé la médecine; car les médecins, proprement dits, trop souvent partisans de théories abstraites, abandonnant l'observation, se sont faits les champions de telle ou telle idée, tandis qu'il était impossible que les chirurgiens qui ont besoin du lit des malades, n'aient point protesté contre les subtilités de l'école, aussi ont-ils créé un enseignement indépendant. Cependant il faut rendre justice aux écoles dogmatiques des Facultés de médecine qui ont enseigné la chirurgie; elles ne suffisaient pas à l'enseignement pratique, et pourtant, par leur méthode et leurs divisions générales, elles ont rendu service à l'art de guérir.

L'initiative de l'enseignement clinique appartient aux écoles allemandes : la plupart professaient spécialement la médecine en basant leur enseignement sur une donnée préconçue : elles adaptaient conséquemment aux phénomènes morbides qui s'accomplissaient sous leurs yeux, tel ou tel système erroné que l'esprit peut seul justifier.

Comparez Stahl et Van-Helmont à Ambroise Paré et à Jean-Louis Petit, de quel côté l'humanité fera-t-elle pencher la balance? Heureusement les noms de Sydenham, de Stoll et de Senac peuvent les absoudre. Les médecins observateurs seuls ont rendu de véritables services, quand ils ont accepté dans leurs traitemens, auprès de leurs malades, les moyens consacrés par l'expérience. Le mouvement imprimé aux sciences, après les années de notre première révolution, dirigea les esprits vers la méthode adoptée avec succès dans les sciences physiques, et en 1803 la création de l'école de santé dota la France de l'enseignement clinique proprement dit.

Pendant l'intervalle qui sépare la dissolution de l'ancienne Faculté de médecine et de l'Académie royale de chirurgie de la réorganisation des écoles, Desault et Corvisart enseignaient à Paris, chacun de leur côté : la pratique de la médecine et de la chirurgie : l'un avait à côté de lui Pinel, l'autre était appuyé sur Bichat ; tous deux faisaient recueillir des observations, les discutaient, donnaient franchement leur avis sur leur rédaction, et ils s'abandonnaient quelquefois à la juste critique de leurs élèves.

Desault fut nommé professeur de clinique externe dans l'école de santé naissante : tout le monde n'est pas d'accord sur le jugement que l'on doit porter sur ce chirurgien illustre ; mais le respect de Bichat pour son maître doit être pris en considération par ceux qui voudront le juger. Si nous jetons un coup-d'œil sur cette discipline qui, d'un bout de la France à l'autre, règne dans le service chirurgical des hôpitaux, nous retrouvons partout cette impulsion communiquée par des élèves de Desault. Boyer et Dubois enseignèrent la clinique chirurgicale après leur illlustre maître : le premier, tradition de l'ancienne Académie, était un observateur sans illusion ; son esprit juste et sévère a publié un livre qui est la chirurgie tout entière. Tous les praticiens ont puisé à cette source féconde ; ceux qui avaient d'abord dédaigné Boyer, honteux et confus au milieu de leur carrière, l'ont proclamé leur maître. Nos pères qui ont entendu professer Antoine Dubois, disent qu'il se faisait distinguer par une prodigieuse sagacité et par la sûreté de son coup-d'œil. Assez heureux pour avoir assisté aux leçons du professeur Boyer, j'ai admiré le ton paternel avec lequel il interrogeait les élèves, et la bonté avec laquelle il s'assurait qu'ils avaient bien compris ses leçons. Ce n'était pas une voix puissante, descendant de la chaire avec des formes éloquentes; c'était l'histoire de ce qui a été et de ce qui est; c'était la science chirurgicale. Quand Dupuytren, son élève, professait en même temps que lui, il nous représentait le progrès, son heureuse parole, sa main habile, sa pratique immense, tout en lui attachait. Sur toutes les questions les plus simples, vers lesquelles son génie s'est tendu, il a laissé une vive empreinte. Difficile à contenter, exposant les faits dans des leçons brillantes, il ne mérite peut-être que le reproche de s'être trop souvent entouré de prestiges; pendant trop longtemps encore, on se demandera où sont ceux dont l'autorité chirurgicale était si grande, dont le diagnostic était si sûr. Comme professeur de clinique chirurgicale, Dupuytren peut être cité comme un modèle d'exactitude et de talent; malgré le respect que j'ai pour sa mémoire, je pense qu'il aurait pu rendre plus de services aux élèves relativement à ce qu'il aurait pu faire, par la raison qu'il ne voyait dans son service que lui et ses malades : il ne considérait pas l'élève comme en faisant partie; il ne l'initiait pas; il il ne lui donnait pas un conseil amical, et il n'y a qu'un petit nombre d'élèves, ceux qui ont été attachés à l'Hôtel-Dieu de Paris, qui puissent avoir fructueusement profité des leçons de Dupuytren. Celui qui le remplaça à l'Hôtel-Dieu, M. le professeur Roux, souvent son antagoniste, plusieurs fois, dans quelques épreuves des concours, supérieur à lui, est un opérateur intrépide: c'est peut-être le plus habile chirurgien dans le sens absolu de ce mot, qui vient du grec et qui veut dire travail de la main. S'il a commis des fautes, il a eu la grandeur d'âme de les avouer publiquement. A côté de Dupuytren et du professeur Ph. Roux, on doit aussi citer M. Marjolin (bien qu'il ne professe pas la clinique), le professeur de pathologie externe par excellence, celui sur lequel repose encore l'antique tradition des écoles de chirurgie : si ceux qui pratiquent et qui écrivent sont utiles à la science, celui qui lui prête sa facile parole a bien mérité d'elle. A côté de ces autorités vient se placer celui qui fut présent à nos victoires et témoin de nos revers, M. Larrey : c'est une des gloires de notre patrie. Il en est d'autres, et d'habiles et de savans, que je pourrais citer, mais ils n'ont pas encore constitué leur carrière : qu'ils attendent, ils appartiendront trop tôt peut-être à l'histoire de la science, malheureusement pour l'humanité!

On ne peut disconvenir que Paris ne soit richement doté sous le rapport chirurgical; mais en Angleterre, en Itálie, en Allemagne, ainsi que dans plusieurs villes de France, la chirurgie est de même convenablement exercée. MM. Fleury, Flaubert, Bouchet, Lallemant, Bretonneau, Cauvière, Gensoul, Tonnelé, Renault, Regnoli, Viguerie, Dugès, Bégin, Lawrence, Dieffenbach et Astley Cooper, sont aussi des célébrités chirurgicales; et si maintenant une parole fait encore autorité dans la science, c'est celle du chirurgien anglais. Si l'enseignement chirurgical a acquis quelque supériorité en France, c'est que les chirurgiens français ont toujours été les dépositaires de l'enseignement de l'anatomie-pratique, et qu'ils sont restés fidèles à la science de Vesale, de Bichat, de Boyer : on peut leur reprocher cependant de vivre trop séparés des autres savans, de se complaire dans un cercle trop étroit. C'est un tort; car bien qu'on n'exprime son opinion en clinique chirurgicale que sur un fait spécial, cette opinion devant être acceptée par les élèves et jugée par le public, il est nécessaire que le professeur n'ignore pas la juste influence que quelques médecins, anatomistes et physiologistes célèbres doivent avoir sur ses leçons. Ainsi les opinions de M. Broussais ont imprimé leur caractère à plusieurs publications chirurgicales utiles. Le professeur Broussais, puissant par ses écrits, et redoutable par sa logique vive et serrée, ayant des sectaires comme tous les fondateurs de doctrine, il a négligé beaucoup trop la thérapeutique et méprisé injustement l'empirisme, il a sapé l'édifice médical pièce à pièce et en a dispersé au loin les fragmens. Ceux qui l'ont attaqué le plus ont suivi de point en point sa pratique. Ce qu'il a fait d'heureux est déjà apprécié. Dans quelque temps la pratique médicale reprendra son cours avec ses remèdes, ses observations, la délicatesse de son tact et tout son vieux cortège, ou la thérapeutique sera changée par l'application des médicamens suivant des données nouvelles empruntées aux autres sciences; alors une science nouvelle sera créée, telle que Bichat l'avait pressentie en se préparant à faire un cours de matière médicale.

Un ancien prosecteur de la Faculté de médecine, le professeur Magendie, par des expériences ingénieuses, a fait du scalpel un usage presque merveilleux. Cette école qui a commencé avec Haller, Bichat et Legallois, s'est appuyée sur MM. Flourens et Edwards; maintenant la physiologie expérimentale est presque abandonnée, et c'est avec peine que l'on voit des praticiens proprement dits, se séparer presque entièrement des idées physiologiques et anatomiques, dont quelques-unes appliquées dans les détails, ont produit les résultats les plus heureux. Quand donc la thérapeutique ne sera-t-elle plus soumise aux caprices de la mode! Quand sera-t-elle aussi sûre dans ses résultats que la chimie et la physique!

Dans cet exposé je ne dois pas oublier M. de Blainville : il a rendu un immense service en rendant l'anatomie comparée, plus familière en la liant intimement à l'anatomie humaine; un jour la thérapeutique générale des êtres organisés profitera de ses enseignemens.

Mais l'obstacle que l'on rencontre en France, où l'on ne peut pas étudier sérieusement l'anatomie et la physiologie, sera difficile à vaincre, et peut-être les progrès des sciences médicales en seront-ils de long-temps retardés.

Plusieurs personnes vont crier au scandale, je vais parler de la médecine vétérinaire. Tout le monde sait que des hommes très instruits s'en occupent, mais personne n'a osé dire qu'il serait important de faire une clinique chirurgicale par le même professeur, et sur les animaux et sur l'homme, en prenant les précautions les plus scrupuleuses que les convenances exigent Peut-être alors que bien des problèmes seraient résolus si l'on établissait un cours de clinique externe comparé. Les professeurs Breschet et Cruvelhier accepteront facilement cette opinion, car souvent ils ont interrogé avec bonheur l'anatomie comparée, et ne se sont pas contentés de l'anatomie humaine.

L'enseignement clinique a pour but d'apprendre aux élèves en médecine la pratique médicale et chirurgicale : c'est une véritable introduction à l'exercice de la profession qu'ils exerceront un jour. Dans un cours pratique, ce n'est pas la science que l'on doit enseigner, c'est son application que l'on doit apprendre ; c'est un noviciat, une sorte d'apprentissage que l'on fait subir à l'élève avant qu'il pratique lui-même, avant qu'il devienne médecin ou chirurgien ; c'est un apprentissage pour le chirurgien, surtout, qui doit exercer son tact et ses yeux. Dans notre susceptibilité, nous serons blessés de cette expression, mais dans l'histoire de la chirurgie ce mot est consacré par les maîtres.

Le but de la clinique chirurgicale est donc de donner à sa société des garanties pour que les élèves reçus docteurs sachent pratiquer la chirurgie et ne reculent pas devant la nécessité de faire une opération : c'est un enseignement qui exige un rapport direct et immédiat entre l'élève et le maître, rapport de tous les jours. Or, il faut non-seulement communiquer la science, il faut aussi transmettre l'art, surtout en chirurgie : il faut faire toucher du doigt le malade, il faut joindre l'action aux préceptes.

Dans l'intérêt de la science et celui de l'art, on laisse trop ignorer aux élèves dans l'enseignement clinique, ce qu'ils ont appris dans les cours d'anatomie, de physiologie et de médecine opératoire.

L'enseignement des Facultés de France, tel qu'il est organisé, est très favorable aux sciences accessoires et à l'enseignement dogmatique proprement dit; mais il est impossible, en ne suivant que les cours et les cliniques des Facultés comme simple élève, de devenir capable de pratiquer avec distinction la chirurgie et la médecine : la plupart des professeurs font leur cours pour eux, ils donnent leurs leçons à des élèves qu'ils ne connaissent point; qu'ils soient de première, de seconde ou de quatrième année, peu importe : le but est rempli, quand leur amphithéâtre est plein.

Ici, je parle de l'élève proprement dit, envoyé par sa famille pour passer quatre ans et revenir pratiquer la médecine ou la chirurgie dans nos villes et nos campagnes. Eh bien! je soutiens qu'il exercera la médecine et la chirurgie sans les avoir pratiquées. Reçu docteur et réduit à lui-même, il sera dans la nécessité de se suffire, et pour la première fois peut-être, il rencontrera une maladie très difficile à reconnaître et à traiter, où il sera obligé de pratiquer une opération qu'il aura vu faire de très loin et qu'il exécutera pour la première fois sur l'homme vivant. Il serait plus humain et dans l'intérêt de la société de diriger dans les écoles ses premiers essais.

Je voudrais qu'à partir de la seconde année, l'élève fût tenu d'assister à la clinique chirurgicale; que sa présence y fût constatée, qu'il y aidât le professeur dans ses pansemens; car n'est-il pas ridicule de rencontrer dans la pratique des médecins instruits, ne sachant pas seulement tenir convenablement un membre fracturé? Dans sa troisième année, un certain nombre de malades lui seraient confiés, et le chirurgien avant de prendre un parti recueillerait toujours l'avis des élèves : bien entendu qu'il agirait librement; mais après s'être décidé sur la marche qu'il doit suivre avant d'agir, il dicterait aux élèves son opinion sur le malade soumis à son examen : l'évènement alors prouverait qui du maître ou de l'élève a eu tort ou raison. Ce n'est ni dans une semaine, ni dans un mois que l'on peut dire qu'un praticien s'est trompé. Les observations recueillies seraient courtes et précises, on les lirait publiquement et on les discuterait : quelques-unes resteraient à l'hôpital clinique, et chacun des élèves ou des jeunes médecins ayant vu les malades qui en sont le sujet pourrait les consulter et les compléter avec la sanction du professeur. Enfin, dans sa quatrième année, après avoir fait opérer l'élève en public sur le cadavre, comme on doit opérer sur le vivant, on lui ferait faire quelques opérations sur les malades.

Il serait bien moins imprudent d'en agir de la sorte; car en admettant, chose qui ne peut avoir lieu par défaut d'instruction, si le professeur y veille, que l'élève se trompe, le maître serait là pour le guider et le remplacer au besoin. Au contraire, abandonné à lui-même, seul et sans secours, il pourra d'abord ne pas oser et laisser mourir, dans certaines circonstances, le malade qui réclamera ses soins, ou bien, mal faire une opération, manquant absolument de sang-froid et d'habitude; il est malheureux d'être obligé de le dire, mais il arrive trop souvent que des erreurs graves sont commises par quelques-uns de nos confrères dans le traitement des affections chirurgicales, surtout dans les campagnes.

Il faut plutôt qu'un professeur de clinique n'ait que peu d'élèves qui le comprennent bien et qu'il exerce, qu'un grand nombre d'élèves qui ne peuvent ni voir, ni apprendre, ni être exercés. Il serait nécessaire que de temps en temps le professeur de clinique interne fît, avec le professeur de clinique externe sur les mêmes malades, un certain nombre de leçons; car, il faut le dire, quelques chirurgiens semblent oublier que c'est sur leurs semblables qu'ils s'exercent, et que des affections internes viennent compliquer trop souvent le traitement des affections chirurgicales; agir ainsi serait rendre service aux malades.

On pourrait au besoin multiplier les chaires de clinique médicale et chirurgicale dans un assez grand nombre de villes de France. Nous devons desirer que nos villes et nos campagnes soient dotées de jeunes gens qui, dans le commencement de leur carrière, aient déjà une assez grande expérience et n'aient plus à faire un noviciat qui pourrait être funeste aux malades, parce qu'ils ne sont plus à côté de leurs maîtres; car si la pratique chirurgicale tient beaucoup de l'art proprement dit, l'homme n'est ni de bois, ni de pierre, et sa vie est assez précieuse pour qu'on n'expérimente pas sur lui comme s'il était une matière inerte et artistique.

L'anatomie, la physiologie et l'ensemble de phénomènes morbides doivent être toujours présens à la pensée du chirurgien: car s'il ne se souvient plus de son éducation, il devient incapable de juger les accidens généraux, et, par conséquent, incapable de traiter un malade l'opération une fois pratiquée.

Combien faute d'une bonne organisation, d'un bon enseignement et d'honorables concurrences, combien de faits importans se sont passés ignorés! Il n'est que trop vrai que le talent, privé du concours des circonstances, reste souvent enseveli, et qu'une foule d'hommes, qui pourraient être l'honneur de la science, sont condamnés à une obscurité profonde, tandis que certaines médiocrités, aidées de ce même concours, ont acquis une importance que rien ne justifie; mais c'est un mal que nous verrons disparaître à mesure que les institutions seront basées sur les besoins des hommes.

Pour faire un bon enseignement, il faudrait qu'il y eût plusieurs écoles et que l'on eût une concurrence libre et facile. Chaque école aurait des professeurs ayant les mêmes idées générales, bien que faisant des cours différens.

Maintenant, jusqu'à nouvel ordre, on ne croit plus à l'infaillibilité des hommes; le piédestal sur lequel l'opinion publique les place n'est plus inébranlable. Cependant dans les sciences il est des hommes qui, bien que vivans, appartiennent à l'histoire, et si de grands hommes ont payé jadis de leur vie la révélation scientifique de vérités nouvelles, la plupart des savans de nos jours sont plus heureux, et le respect de leurs contemporains ne s'adresse plus seulement à leurs tombeaux. Ils doivent donc eux, qui ont l'esprit élevé, penser pour les autres et employer leur salutaire influence pour donner des garanties à la société. L'état puise dans les écoles spéciales des sujets dont la capacité est garantie, la médecine seule semble être dénuée de cette ressource, et cependant une organisation médicale bien entendu serait le plus grand secours qu'on pourrait donner aux populations de nos campagnes, et un puissant moyen de civilisation.

Si dans les campagnes on rencontre peu de médecins instruits, ici je prends ce mot dans son acception la plus étendue, nous trouvons dans plusieurs villes de France, des hommes exerçant avec discernement et distinction leur profession. Nous voyons dans la capitale les grandes opérations être le partage exclusif d'un petit nombre d'hommes désignés au public par leur talent ou par la mode. Presque toutes les spécialités y sont cultivées avec succès. C'est un avis important que de conseiller aux élèves, avant de pratiquer la médecine et la chirurgie, de suivre de près le plus grand nombre de praticiens, surtout pour se former à l'étude des branches de la science qui ne sont pas enseignées dans nos Facultés ; ainsi, l'orthopédie, la lithotritie, l'ophthalmologie, les maladies des femmes et des enfans, et quelques autres spécialités, méritent d'être sérieusement étudiées.

Dans quelques-unes de nos villes de France ne pourrait-on pas imiter les hôpitaux d'Angleterre, d'Italie et d'Allemagne, où les mêmes maladies à différens degrés sont réunies dans un même lieu? de là la facilité d'acquérir rapidement une profonde connaissance de chacune d'elles: par ce procédé les élèves peuvent observer en six mois plus de maladies spéciales, qu'ils ne pourraient en rencontrer en deux ans en suivant un seul hôpital, où l'on reçoit indistinctement toutes les affections externes. Ces hôpitaux spéciaux n'empêcheraient pas l'existence de ceux où, dans un même service, on traite maintenant toutes les maladies réputées chirurgicales. Étendons à la clinique intern ce même principe: on exigerait que quelques-uns des professeurs de clinique interne et externe puissent changer de temps en temps de service, et professer indistinctement la médecine et la chirurgie pratiques; je connais tel médecin qui opère mieux que bien des chirurgiens en renom (1). Peut-être alors rencontrerait-on, en parcourant la

(1) Magendie.

France, plus d'hommes pouvant également pratiquer la médecine et la chirurgie. Sous ce point de vue de la réunion dans les mêmes hommes des conditions qui font le médecin et le chirurgien, ce n'est pas dans la capitale que j'ai trouvé de quoi me satisfaire; c'est ce que l'on comprend facilement: les médecins (ce mot étant pris dans la plus grande acception), n'étant pas réduits à eux-mêmes, les spécialités y affluent.

Deux hommes exerçant, l'un à Tours, l'autre à Marseille, m'ont donné une idée de la réunion dans la même personne des conditions qui constituent à-la-fois le chirurgien et le médecin. La pratique et la science se les rappelleront longtemps: ces hommes éminemment originaux sont MM. Bretonneau et Cauvière. Il est vrai que s'ils eussent habité Paris, ils se seraient adonnés peut-être à quelques spécialités, et que leur développement n'eût pas été aussi complet; mais il n'en faut pas moins une puissante organisation, pour, qu'isolés comme ils l'étaient, ils aient pu réagir. Toutefois ces deux hommes, sous le point de vue pratique, doivent être considérés comme faisant une exception heureuse, et peuvent servir de modèles. Ainsi dans leur pratique, ils sont capables d'exercer également bien les opérations chirurgicales, les accouchemens et de résoudre les questions les plus difficiles de médecine.

Je crois que le but de l'enseignement médical serait atteint dans notre patrie, si la France était peuplée de praticiens instruits qui s'efforçassent d'imiter les deux hommes distingués que je viens de citer, et que je regarde comme remplissant le mieux les conditions sévères qu'impose la profession de médecin.

FIN.

www.ingramcontent.com/pod-product-compliance
Lightning Source LLC
LaVergne TN
LVHW021528140926
848035LV00047B/1253
* 9 7 8 2 0 1 9 6 5 2 9 3 7 *